主 编◎雷文斌

副主编◎马仁强 邓 洁 乐慧君

U0227164

咽喉微创技术模拟培训
标准示范及常见病例分析

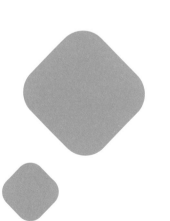

科学技术文献出版社
SCIENTIFIC AND TECHNICAL DOCUMENTATION PRESS
·北京·

图书在版编目（CIP）数据

咽喉微创技术模拟培训标准示范及常见病例分析 / 雷文斌主编. —北京：科学技术文献出版社，2023.5

ISBN 978-7-5235-0227-3

Ⅰ.①咽… Ⅱ.①雷… Ⅲ.①耳鼻咽喉病—显微外科学—医学教育—教学模型—职业培训 Ⅳ.① R762

中国国家版本馆 CIP 数据核字（2023）第 074376 号

咽喉微创技术模拟培训标准示范及常见病例分析

策划编辑：胡　丹　　责任编辑：胡　丹　　责任校对：王瑞瑞　　责任出版：张志平

出　版　者	科学技术文献出版社
地　　　址	北京市复兴路15号　　邮编　100038
编　务　部	（010）58882938，58882087（传真）
发　行　部	（010）58882868，58882870（传真）
邮　购　部	（010）58882873
官 方 网 址	www.stdp.com.cn
发　行　者	科学技术文献出版社发行　全国各地新华书店经销
印　刷　者	北京时尚印佳彩色印刷有限公司
版　　　次	2023 年 5 月第 1 版　2023 年 5 月第 1 次印刷
开　　　本	787×1092　1/16
字　　　数	36千
印　　　张	3.5
书　　　号	ISBN 978-7-5235-0227-3
定　　　价	38.00元

前　言

　　模拟医学又称仿真医学，是一门主要借助模体和数字技术，以及衍生的模拟技术和模拟工具（模拟人和模拟器）进行人体教学、医学操作技术训练、手术训练、手术设计和指导疾病预测、新药研制、新器械研发等的学科，主要包括模拟医学教育和培训（急救培训、护士培训、腔镜手术训练），广泛应用于本科生、住院医师规范化培训及毕业后教育领域。

一、模拟医学教育的国际、国内现状

　　20世纪90年代，模拟医学已经在欧美国家普遍推广并应用于临床实践教学，国际模拟医学教育学会（Society for Simulation in Healthcare，SSH）、欧洲模拟医学协会（Society in Europe for Simulation Applied to Medicine，SESAM）、国际标准化患者导师协会（Association of Standardized Patient Educators，ASPE）和国际护理临床模拟教育学会（International Nursing Association for Clinical Simulation & Learning，INACSL）等都是极具影响力的国际模拟医学学术组织，这些组织一直致力于鼓励和支持在医学各个领域中使用模拟技术进行培训和研究，不断推进模拟医学在医院质量管理、医学教育和研究中的发展和应用。

　　模拟医学作为一门利用模拟技术创设患者和临床情景来替代真实患者进行实践教学的学科，在国际上已经逐渐成为一种基本的医学教育方式。近20年来模拟医学快速发展，从"最佳秘诀"变成了"最佳实践"；技能模拟、情景模拟、原位模拟、跨学科和团队模拟，以及5G和虚拟技术的引入促使模拟教育走上了快速发展的道路。

目前全球约有 400 个大规模的模拟医疗中心，医师可在其中通过各种模拟技术创设高仿真患者和各种医院工作情景来进行反复练习，并且可以安全地创造及管理医院较难遇到的、具有挑战性的复杂情景，从而减少患者暴露于潜在医疗差错中的风险。

很多人简单地认为模拟医疗中心的建立主要是为了提升医学生的临床技能水平，但在国际上，模拟医疗中心的作用并不局限于临床技能教学，其对保障患者安全也至关重要。以往出现医疗差错的原因经常被归结为医护人员缺乏经验，但其实更多是由于医院系统管理的问题。在保障患者安全方面，欧洲的模拟医学教育提倡与临床相结合，回归到临床的实践当中去，通过再现临床医疗差错情景找寻事故可能的原因与潜在的解决方法，或利用事先设定好的人员/情境事例去测试医疗工作系统的各种潜在威胁，模拟医学方法与手段已经大量应用于医疗安全环境保障与医疗系统提升。欧洲模拟训练越来越注重讲师的训练，模拟医疗中心首先要求老师能够掌握所用的器材，熟悉教育理念及方式，更好地引导学生，让学生成为更好的医疗服务人员。

我国于 2000 年前后建立第一家模拟医学中心，开始深入了解模拟医学教育。尽管国内模拟医学教育尚处于发展阶段，但近年来已逐渐进入临床医学人才培养日常教学和医疗安全领域，并发挥着举足轻重的作用。目前存在的问题有：①专科模拟医学的学科建设比较薄弱，尚无医院及医学院校设置模拟医学硕士的课程，而美国的不少医院已经建立了专科模拟医学培训机制。以我国耳鼻咽喉学科为例，其教育模式、培训方法、学科建设、设备研发和师资团队等在国际上都处于落后地位。②模拟设备的研发能力不足，目前绝大多数模拟设备的专利权都在国外。我国在一些新技术领域，如 VR 技术、3D 技术和人工智能技术等领域并不比国外差，甚至很多是超前的，这些新技术若能更好地与我国传统的模拟设备有机结合，将会产生巨大的应用空间。③我国在引入国外先进的模拟医学教育理念时，还需要本土化、创新化，符合国情，在实践中进行调整。

二、医师也需要模拟培训

宇航员的仿真培训为人们所熟知，医疗也需要仿真模拟培训，其实两者有着大量的共通点，通过高科技打造的高仿真模拟或虚拟医疗培训环境，有着多重关键意义。

首先，医师可以在诊疗患者之前更好地培训技能，尤其是高难度精细化技术操作，通过"无风险"的重复模拟操作培训，缩短学习曲线，熟练掌握技巧，提升信心，改善医疗质量及安全，减少医疗失误；从问诊、查体到治疗或手术的全流程模拟，可以有效提升医师对流程与程序的熟练程度；数十次的反复练习，可以让医师达到闭上眼睛也能完成操作的效果。

其次，从模拟教学赋能人才培养、助力临床技能创新、模拟技术数字化支撑智慧医院建设等方面，模拟医学能让学生学习更贴近临床，也能够让管理更精细，从而全面提升医疗质量与安全管理水平，其实质内核与当前推进公立医院高质量发展的理念深度契合。

此外，传统的医学培训或已不能满足现代医学教育对大量精准性及针对性手术练习和培训的需求。过去外科医师大多通过使用大体标本（捐赠者遗体）和塑料制成的人体模型进行操作，因此常受制于大体标本无法模拟真实病灶、传统标本不可重复利用、传统模型真实度不够无法带来真实反馈、现有解决方案无法制作结构复杂的身体器官等问题。而模拟医学培训与传统培训相比具有许多优势，在模拟医学培训中，医学生可多次反复为模拟患者治疗，从而更快地获得经验；VR 或仿真医学模拟器允许个人多次执行相同的程序以提高他们的技能，可使培训速度提升 5 倍。

三、耳鼻咽喉科的模拟医学教育发展现状

耳鼻咽喉科的模拟医学教育对比内科、外科及妇产科发展相对滞后。耳显微模拟医学发展比较早，有相对成熟的培训体系；电子喉镜的模拟教育也正逐渐进入大家的视野。而咽喉微创领域的模拟医学教育，由于没有相应的VR或仿真医学模拟器，在国内外仍处于空白状态。

咽喉嗓音显微外科是结合显微手术和内镜手术的综合手术，对手术技巧的要求极高。一方面，喉气管位置深在、解剖结构精密、发声生理复杂；另一方面，声带组织结构精细脆弱、手术空间窄小、路径狭长，在手术去除病变的同时需尽量保留正常的嗓音功能或重建嗓音功能。而从患者的角度，"嗓音是人类的第二张脸"，大家对嗓音手术的期望值是非常高的。嗓音外科医师需要不断地练习，手术才能越做越精，一般来说，一名咽喉嗓音显微外科医师的成长需要十几年。然而在临床上，低年资医师很难有上手机会，因为不熟练导致的毫厘之差可能让患者失声；他们只能通过电视录像观察，缺乏有效操作训练，面临学习曲线长、专业人才培养异常困难的窘境，纸上得来终觉浅，从业十年也不一定能出师。对于一些医疗资源匮乏的基层地区，更是难有喉科医师成长的土壤。虽然有的医院计划用大体标本进行模拟手术训练，但那样的机会实在太少。

近年来，中山大学附属第一医院耳鼻咽喉科咽喉创新团队在雷文斌教授等知名专家的带领下，自主研发的咽喉显微手术训练模拟器（属于高仿真模拟训练设备及体系）已申请发明专利及应用专利各1项，并以此为基础开展了系列培训课程，改变了以往咽喉嗓音显微外科只可"言传"不可"身教"的局面。该设备采用了动物喉标本及专业显微外科手术器械模拟手术环境，仿真度高，实现了在真实的生物咽喉结构中进行黏膜下注射、微瓣制作、声带病变处理、显微缝合等模拟操作，为咽喉嗓音显微外科技术的

传承与发展提供了一种全新的模式。利用该设备可以直观地向医师讲解和演示咽喉微创手术，学员也容易上手；而在此之前，医师用上 10 年的时间接受培训也未必能掌握在咽喉部打结。此模拟培训系统为后续开发虚拟现实手术操作培训提供了物质基础。

2019 年 7 月中山大学附属第一医院耳鼻咽喉科举办了首届咽喉内镜微创技术高级培训班，吸引了全国各地的咽喉外科医师前来学习（图）。学习班给予学员们前所未有的手术实操机会，开创了该领域全新的教学培训模式，国内各大媒体纷纷报道。咽喉显微手术高仿真模拟训练是一次大胆而成功的尝试，为咽喉微创技术专业人才的培养开创了一条崭新而高效的道路，将引领及推动咽喉微创技术的迅速推广及发展。截至目前，中山大学附属第一医院耳鼻咽喉科咽喉创新团队已陆续开展了 6 期咽喉微创专科技术培训，国内各大院校，如中南大学湘雅医院、西京医院等咽喉微创医师纷纷前来参观学习，培养了一批批高质量、高水平的专业人员，引发业界热烈反响。团队后续将继续致力于咽喉内镜培训班的优质化、精品化，力求为更多咽喉同道提供规范、高效的学习平台。

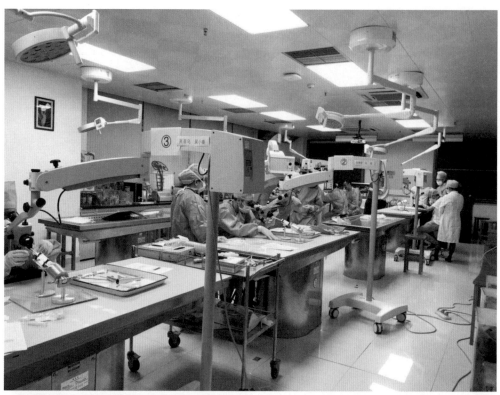

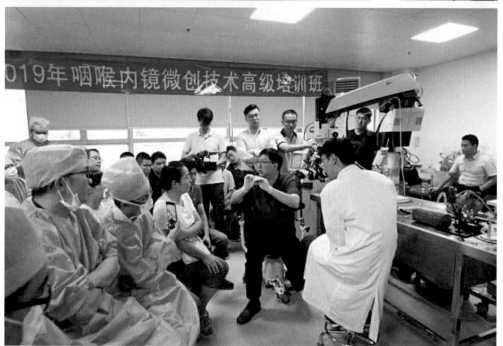

图 首届咽喉内镜微创技术高级培训班

目　录

1 咽喉微创技术模拟培训系统调试

1.1 学习网络课程

1.2 显微训练装置使用要点

（1）学员使用咽喉微创技术模拟培训系统时，建议使用真实支撑喉镜挑起猪喉标本，固定猪喉于培训器的底座中。

（2）调整模拟培训系统中几个模块的相对角度及托手架的高度，要求手腕及肘部自然放松以操作者舒适方便、操作轻松为准，固定稳妥（图 1）。

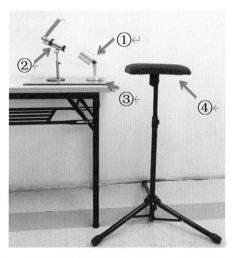

4 个组成模块：①可旋转调节铝铁合金底座；②可伸缩旋转喉镜固定架；
③PVC 塑胶底板；④可调节托手架。

图 1 模拟培训系统

1.3 显微镜调试要点

（1）手术显微镜系统（图2）。①机械系统：底座、机身；②光学系统：目镜、物镜、照明系统；③电子系统：电子控制电路、X/Y方向调节电路、电动调焦装置、电动变倍、手动和脚踏控制电路及连接线路。

（2）手术显微镜操作流程。①接通电源，打开开关，检查手术显微镜功能；②检查光源工作是否正常（一般备一光源，使用中避免频繁切换）；③根据手术部位安放手术显微镜；④调节镜头至功能位；⑤调节瞳距、眼睛的屈光度及焦距（手动或电动），建议先调节至低倍视野，逐渐切换；⑥用后先关手术显微镜开关，再撤电源，扣上镜头盖，套上保护罩，整理归位。

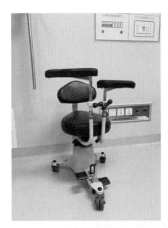
A：显微手术椅

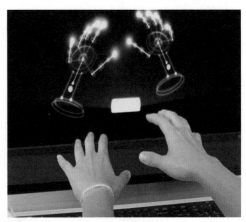
B：双手精确操作

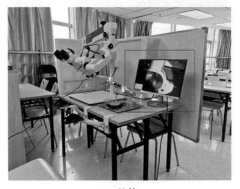
C：整体

图 2　手术显微镜系统

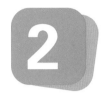

2　操作前准备工作

2.1　物品清点及器械保护

（1）对照清单清点分发的显微器械，确定可以正常使用，学员签字确认。每组器械包括显微持针器 1 把、显微无创黏膜钳 1 把、显微弯钳 2 把（左开及右开各 1 把）、显微剪 1 把、显微杯钳 1 把、无创吸管 2 支、6～8 个 0 的缝线、大弯剪、2-0 角针、小弯钳（或持针器）1 把、头皮针及猪喉若干（图 3）。

（2）使用过程务必保护好精细器械，严禁使用显微剪及黏膜切钳夹持棉片或纱布。

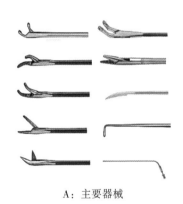

A：主要器械　　　　　　　　　　B：在咽喉显微缝合时应用单股可吸收缝线，可减少黏膜缺损、促进康复、改善功能

图 3　显微器械

2.2　激光使用登记

学员根据需要登记激光使用顺序，可重复登记，每次使用时间不超过 30 分钟，每位学员自行领取猪喉进行操作，30 分钟使用结束后带走已使用过的标本。每位学员一般有 4～5 个激光培训时间段，需要先预约。间断反思性实践训练常常可以提高培训的效果。

3 咽喉显微手术的解剖学基础

学员需要提前复习并熟练掌握喉部的精细解剖。

3.1 喉软骨

喉软骨共有 9 块，是构成喉形态的支架，包括单个且较大的会厌软骨、甲状软骨、环状软骨，以及成对而较小的杓状软骨、小角软骨、楔状软骨（图4）。

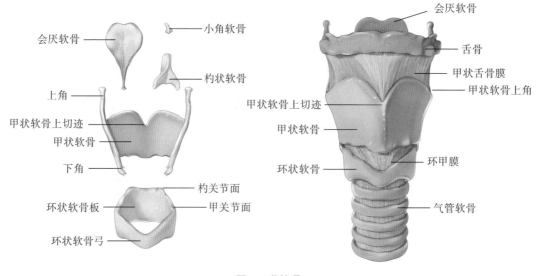

图 4 喉软骨

（1）甲状软骨：是最大的喉软骨，由左右对称的四边形软骨板在颈前融合而成。甲状软骨板融合而成的角度在男性较小，上端前突明显，形成喉结，是成年男性的特征；女性的近似钝角，故喉结不明显。甲状软骨上缘正中的 V 形凹陷称甲状软骨切迹，可将其作为辨别颈正中线的标志。甲状软骨板后缘向上、向下延伸，分别形成上角和下角。下角较短，其内侧面与环状软骨后外侧面小凹形成环甲关节。

（2）环状软骨：位于甲状软骨下方，下连气管。前部较窄，称环状软骨弓；后部宽阔，称环状软骨板。该软骨是喉部唯一呈完整环形的软骨，对保持喉腔形状、保证呼吸道通畅具有重要作用。若因病变或外伤而损伤其完整性，易形成喉狭窄，导致呼吸困难。

（3）会厌软骨：居于喉入口前上方，上宽下窄，形如叶片。上缘游离呈弧形，下端叶柄附着于甲状软骨 V 形切迹后下方。会厌舌面黏膜下组织疏松，易发生炎性充血水肿，严重时可挤压会厌向后倾进而影响呼吸。喉面黏膜与软骨附着较紧密，不易发生炎性水肿；一旦发生肿胀，更易堵塞喉腔而形成喉阻塞。注：猪喉标本会厌软骨已大部剪除。

（4）杓状软骨：为一对三角锥体形软骨，骑跨于环状软骨板后上部的外侧。底部和环状软骨相连而构成环杓关节，活动时可使声门关闭或张开。

（5）小角软骨：位于杓状软骨顶部，左右各一。

（6）楔状软骨：位于小角软骨之前外侧，左右各一。

3.2 喉关节

（1）环甲关节（图 5）：由环状软骨的甲关节面和甲状软骨下角构成，属联动关节。在环甲肌牵引下，甲状软骨在冠状轴上向前倾。前倾使甲状软骨前角与杓状软骨间距加大，声带紧张；复位时，两者间距缩小，声带松弛。

（2）环杓关节（图 5）：环杓关节由环状软骨板的杓关节面和杓状软骨底的关节面构成，属平面关节，可沿垂直轴做旋转运动及向前、后、内侧、外侧的滑动运动。杓状软骨旋内（或内收）或向内侧滑动时，声门缩小；

旋外（或外展）或向外侧滑动时，声门扩大；向前滑动时，声带松弛；旋外或向后滑动时，声带紧张。

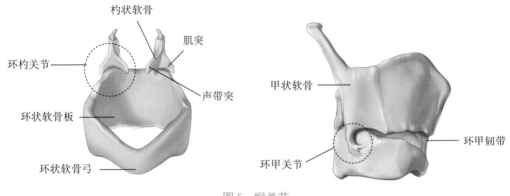

杓状软骨
肌突
环杓关节
声带突
甲状软骨
环状软骨板
环甲韧带
环甲关节
环状软骨弓

图 5　喉关节

3.3　喉肌

　　分为喉外肌和喉内肌两类。喉外肌连接喉与邻近组织，可升降喉体或使之固定于某一位置。喉内肌按其功能又分为外展肌和内收肌。外展肌即环杓后肌，使声门张开；内收肌有环杓侧肌、杓斜肌和杓横肌，使声门闭合。环甲肌、甲杓肌能调节声带紧张度；杓会厌肌和甲状会厌肌能使会厌具有一定活动度（图 6）。

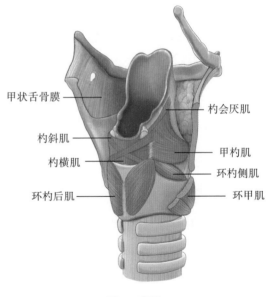

甲状舌骨膜
杓斜肌
杓横肌
环杓后肌
杓会厌肌
甲杓肌
环杓侧肌
环甲肌

图 6　喉肌

3.4　喉纤维弹性膜

位于喉腔黏膜深面，为广阔的含弹性纤维的结缔组织膜。以喉室为界，分为上、中、下 3 部。上部为方形膜，下部为弹性圆锥，中部位于喉室的外侧壁内。

（1）方形膜：起始于甲状软骨前角后面和会厌软骨两侧缘，向后附着于杓状软骨前内侧缘，下缘游离称前庭额带，构成前庭襞的支架。

（2）弹性圆锥：是圆锥形的弹性纤维膜，起自甲状软骨前角后面，呈扇形向后、向下止于杓状软骨声带突和环状软骨上缘（图 7）。其上缘游离增厚，紧张于甲状软骨前角后至杓状软骨声带突之间，称声韧带，构成声带的支架。声韧带连同声带肌及覆盖于表面的喉黏膜一起，称为声带。弹性圆锥

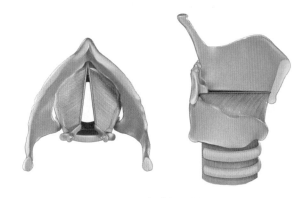

图 7　喉弹性圆锥

中部弹性纤维增厚称环甲正中韧带。急性喉阻塞时，可在环甲正中韧带处进行穿刺，快速建立通气道。

3.5　喉的神经

（1）喉上神经（图 8）：喉上神经起于迷走神经的下（结状）神经节，在颈内动脉内侧下行，于舌骨大角处分为内支和外支。外支支配环甲肌，并分出细支至甲状腺。内支与喉上动脉一起穿经甲状舌骨进入喉，分为许多小支，分布于声门裂以上的喉黏膜、会厌和舌根等处。

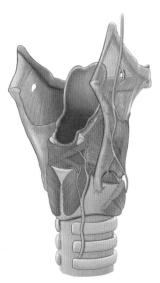

图 8　喉上神经与喉返神经

（2）喉返神经（图8）：是迷走神经的喉返神经末梢支。喉下神经进入喉内，分为前后两支。前支分布于环杓侧肌、甲杓肌、声带肌、杓会厌肌和甲会厌肌。后支分布于环杓后肌、杓横肌、杓斜肌，并发出细支分布于声带尾侧部的黏膜。此外，还有分支与喉上神经的内支相交通。气管食管沟、环杓关节后方还是喉返神经入喉的部位，是手术中查找神经的解剖标准之一。喉返神经的入喉位置及行走路径为临床上甲状腺、梨状窝瘘管手术等提供了重要的依据及帮助。

3.6 声带的显微解剖

从显微结构上可将声带分为5层（图9），由浅入深依次为：第1层黏膜上皮，为复层鳞状上皮；第2层固有层浅层，又称任克间隙，为疏松结缔组织；第3层弹力纤维层；第4层胶原纤维层（第3及第4层构成固有层深层，即声韧带）；第5层肌肉层，即声带肌，其走行有纵、横、斜三向。声带的5层组织各有不同的物理特性，第1～4层由喉肌被动控制拉进、松弛，第5层声带肌除了本身可以主动收缩、放松外，还可以被环甲肌被动拉紧。声带在发声运动时构成分层结构振动。

黏膜波主要反映的是黏膜上皮与任克间隙之间的关系，对嗓音质量起核心作用。若手术损伤在这两个位置，对声音质量影响较小；若手术损伤深达声韧带甚至声带肌，则形成声带瘢痕，会影响声带的振动及黏膜波的产生，进而严重影响声音质量，因此，声带的良性病变，一般建议应用冷器械进行手术；在喉乳头状瘤手术中，目前临床比较常用的剥离法切除操作应在黏膜下任克间隙进行，既切除肿瘤，又清除种植在基底膜层的病毒，减少复发；早期喉癌激光手术中要实现不多一分不少一毫的精确切割，声带的显微解剖也是非常重要的。

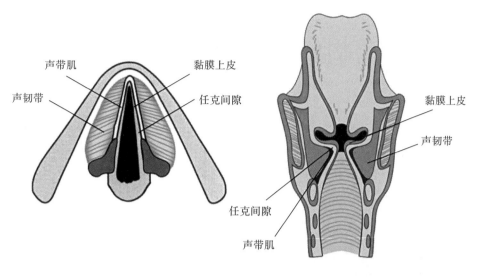

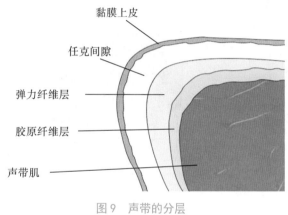

图 9　声带的分层

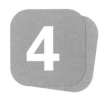

咽喉微创基本技能培训

4.1 支撑喉镜暴露操作的模拟培训（约 0.5 小时）

支撑喉镜暴露操作的模拟培训场景如图 10 所示。

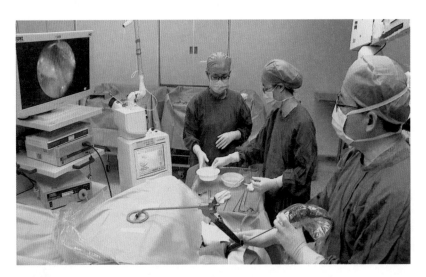

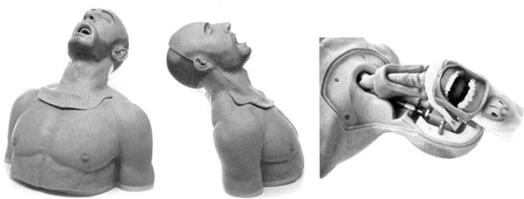

图 10 支撑喉镜暴露操作的模拟培训

4.2 冷器械操作

▶ 4.2.1 黏膜下注射训练（约15分钟）

（1）设备：嗓音显微外科手术冷器械，小号头皮针。

（2）在高倍显微镜下或内镜下用细针头（27 G 或 30 G）进行注射。

（3）声带黏膜下注射：入针点在离开声带病变边缘 3 ～ 5 mm 处，进针黏膜下任克间隙后潜行进入目标区域（图 11A）。针头潜行过程中，可透过黏膜看到针头在黏膜下隧道中行进，易于判断针头所到达的区域。注射观察声带黏膜的改变情况。

（4）声门旁脂肪注射：入针点通常在喉室后外侧，进针约 5 mm，可潜行进针触碰甲状软骨板再稍退针，注射观察声带喉室的改变情况（图 11B）。

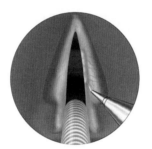 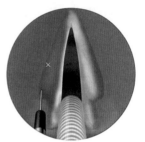

A：声带黏膜下注射　　　B：声门旁脂肪注射

图 11　黏膜下注射

▶ 4.2.2 切开黏膜训练（约 0.5 小时）

（1）此步骤是微瓣技术的第一步。微瓣技术是黏膜下层病变切除中经常采用的技术，是大多数嗓音显微外科操作的关键部分，其核心技术原则是在距黏膜下病变尽可能近的位置上做切口。通常刀尖刺破黏膜后，可透过黏膜看到刀尖在任克间隙隧道中潜行，切开黏膜，减少组织损伤（图 12）。

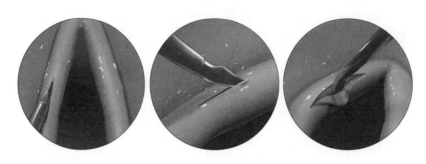

图 12 切开黏膜

（2）将对病变周围组织的扰动减少到最低程度；操作尽可能限制在固有层浅层；保留正常黏膜。同法进行对侧操作。

▶ 4.2.3 黏膜下分离训练（约 1 小时）

（1）此步骤是声带囊肿、广基声带白斑及声带息肉等声带良性病变的常规操作（图 13 ～图 15）。重点是在保护正常黏膜基础上，根据病变的特点，使剥离的层面可以在黏膜下任克间隙浅层或深层（声韧带表面）被分离。而临床上声带白斑往往在声韧带表面进行分离。一般来说，在固有层浅层进行操作，术后瘢痕较轻，对嗓音影响较小。学员进行黏膜下分离后，可剪断黏膜瓣的上下缘做成新的黏膜瓣，甚至切断底部剥离切除整片，类似声带白斑手术；另可尝试用显微杯钳或显微剪在黏膜下操作，分离切除部分黏膜下组织，模拟广基声带息肉手术操作。

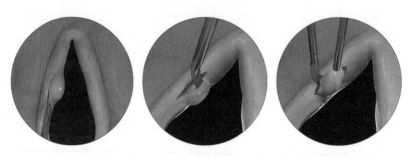

图 13 声带囊肿剥离切除

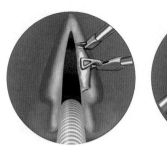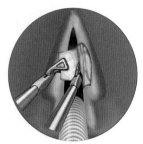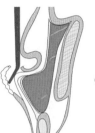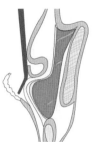

图 14　声带白斑黏膜下分离

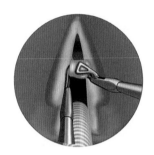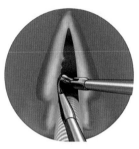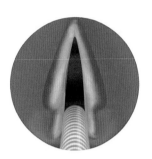

图 15　声带息肉和声带小结的切除

▶ 4.2.4　黏膜缝合及打结训练（约 1.5 小时）

（1）黏膜缝合

①将切开的黏膜复位，必要时予显微剪修剪边缘，显微持针器或显微直钳持针配合显微弯钳，精准进针、出针，将切开黏膜对位缝合，由于 23 ～ 28 cm 的显微器械明显地放大了手的抖动，另外狭窄的操作空间再度增加操作难度，操作者需适当调节凳子的高度及显微镜的物距，操作中肘部需要有支撑，半曲位，保持灵活舒适的体位以保证双手可以轻松、稳定和较长时间的操作。②同法进行对侧操作，过程中可练习换手操作。

（2）打结

1）腔内打结法（图 16）

①一般选择 8 个 0 的缝线，过针后，使用显微弯钳及持针器将缝针拉

出喉镜，剪短线尾，保留适当长度的缝线，进行腔内打结，显微镜下运用两把钳配合进行器械打结，建议使用直钳固定一侧线尾，带角度的钳便于绕线打结（实际术中也需先

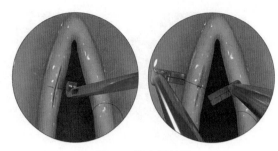

图 16　腔内打结法

将缝针剪断交给台上护士计数，避免缝针丢失）。过程中牵拉需轻柔，避免损伤黏膜或断线。②剪线，同法进行对侧操作。

2）腔外打结法（图 17）

①常应用于有张力的喉部创口，如瘢痕、声带突黏膜瓣等。一般选择6个0的缝线，过针后，使用显微弯钳及持针器将缝针拉出喉镜，术者在喉镜外打结后将线尾交给助手，术者用推结器将腔外打好的线结推入缝合部位并确保线结稳固（避免过于用力撕扯，以防黏膜撕裂或断线）。②术者腔外打第2个结，方向与之前相反，同法由助手协助将结推入至与第1个结靠紧（仔细体会过程中缝线的松紧程度，过松结无法推入，过紧可能会将第1个结扯松）。③剪线，同法进行对侧操作。

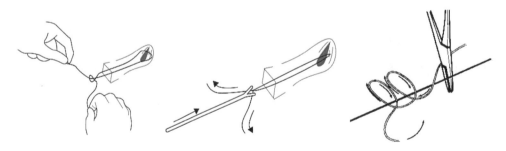

缝线绕两圈打结可自固定，不易松脱，建议有张力时应用。

图 17　腔外打结法

▶ 4.2.5　模拟声带沟手术进行上述操作加强训练

黏膜下注射生理盐水，使声带沟局部饱满，确定手术范围。

沿选定范围切开声带黏膜浅层，黏膜下分离，仔细填入填充物（可取部分肌肉组织替代），缝合声带黏膜（图 18）。

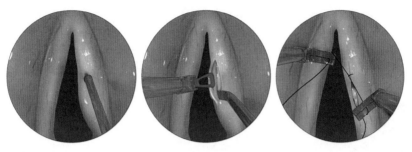

图 18 模拟声带沟手术操作

4.3 激光操作

▶ 4.3.1 掌握激光穿透黏膜的相关知识（图 19）

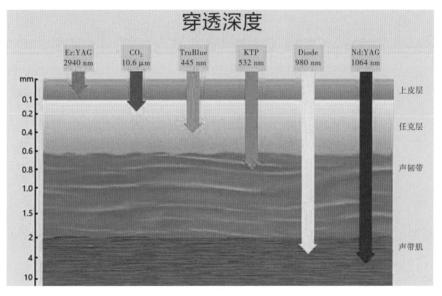

图 19 不同激光穿透黏膜的深度

▶ 4.3.2　精确点线激光训练

（1）接显微镜及激光，观看教学视频。

（2）激光光斑及焦点的调节训练如图 20 所示（约 0.5 小时）。

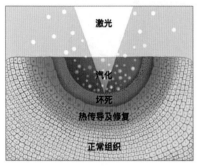 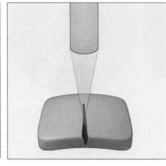 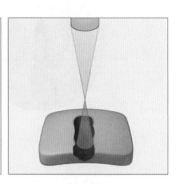

图 20　调节训练，注意合适功率及焦点的调整

①完成如图 21 所示的小光点到大光点的间断点状切割激光基础训练，观看视频。②完成如图 22 所示的不同图案线形切割训练。

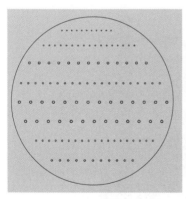 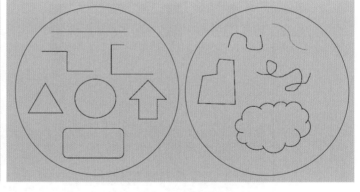

图 21　训练间断点状切割　　　　　　图 22　训练线形切割

▶ 4.3.3　激光的黏膜剥离训练（约 0.5 小时）

此部分操作技能模拟临床上喉乳头状瘤、喉原位癌，声带白斑等微创手术操作。

（1）激光光斑调到最细，常用功率为 1～2 W 间断模式，先勾勒切除的范围，体会激光切开黏膜的层次感。逐渐熟练可尝试连续模式。

（2）无创钳或吸管牵拉拟切除声带黏膜，激光（2 W 连续）按原勾勒范围于黏膜下进行剥离，剥离的层面可以在黏膜下任克间隙浅层（喉乳头状瘤）或深层（声韧带表面），临床上声带白斑或原位癌往往在声韧带表面进行分离。若学员在冷器械黏膜下分离操作有一定的体验基础应该较容易进行。注意体会如何在间隙中操作。过程中可更换吸管，比较与使用无创钳的区别。

▶ 4.3.4　声带部分切除术训练（约 0.5 小时）

（1）激光点状勾勒（2 W 间断）室带边缘，体会切开黏膜的层次感。

（2）无创钳固定室带，激光（2 W 连续）按原勾勒范围进行切除，注意体会如何在间隙中操作。过程中可更换吸管比较与使用无创钳的区别。

▶ 4.3.5　杓状软骨切除术训练（0.5 ~ 1 小时）

（1）激光点状勾勒（2 W 间断）切除杓状软骨范围，体会切开黏膜的层次感。

（2）激光（2 W 连续）按原勾勒范围进行切除，注意体会如何在间隙中操作，观察激光触及软骨后的反应及体会软组织及软骨的不同手感。

（3）杓状软骨切除后将残余黏膜进行对位缝合，扩大声门范围。

（4）同法处理对侧（图 23）。

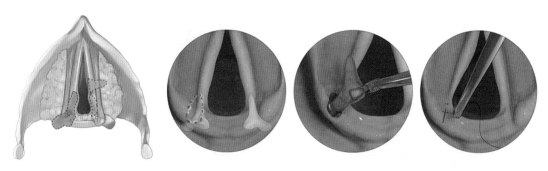

图 23　杓状软骨切除术训练

▶ 4.3.6 声门型喉癌激光微创手术模拟训练（1.5～2小时，建议高端班另外专门学习）

欧洲喉科学会有关喉癌激光手术分型中，Ⅰ型手术在任克层完整剥离病变，Ⅱ型手术在声韧带层完整切除病变，Ⅲ型手术切除范围深达声带肌，Ⅳ和Ⅴ型手术均涉及声带全层的完整切除，既根治肿瘤又最大限度保护嗓音功能（图24）。冷器械对声带没有热损伤，但不够精确，术野也不够清晰，常常难以按照声带层次进行病变精确切除；热器械可以很好地分层进行病变切除，但是热损伤如果控制欠佳会引起瘢痕增生，对声音质量影响较大。训练要点如下。

（1）激光点状勾勒（2W间断）声带局部切除范围，激光（2～3W连续）按勾勒范围剥除声带黏膜层，至黏膜下，体会激光声带浅层剥离术要点。

（2）激光（2W连续）切开黏膜，根据不同的术式勾勒切除范围，切除深度由黏膜下、声韧带、部分声带肌到达甲状软骨（全声带切除）；参考图24手术图谱完成不同的模拟声带微创切除术式。

（3）切除前联合及对侧声带前端至软骨水平，体会激光触及软骨后的反应及体会软组织及软骨的不同手感。

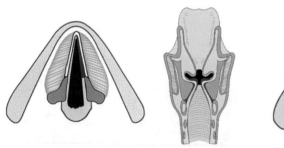
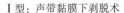
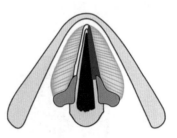
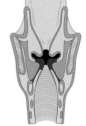

Ⅰ型：声带黏膜下剥脱术　　　　　　Ⅱ型：声韧带切除

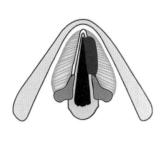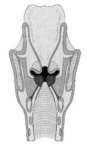

Ⅲ型：声带部分切除术

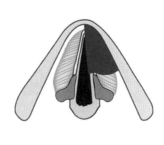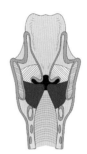

Ⅳ型：全声带切除术

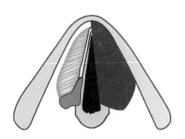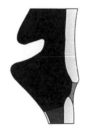

Ⅴ型：扩大声带切除术

图 24 喉癌激光手术分型

5 经典病例示范

▶ 病例 1 声带息肉

[基本情况]

男，35岁，教授，讲话多，有反酸嗳气。主诉：声音嘶哑1年余。

[术前检查]

①电子喉镜检查：右侧声带前中1/3见表面光滑的小息肉，双侧声带活动好，闭合欠佳。②间接喉镜检查：Ⅰ级。③马氏评分：Ⅱ级。

[临床诊断]

声带息肉。

[手术要点]

充分暴露：根据术前评估，暴露应该比较容易，必要时助手可按压喉部及应用小口径管状支撑喉镜等克服喉暴露困难问题。

精确切除：术中先行喉内镜检查病变及毗邻情况；充分暴露病变基底部，显微镜下双手操作三角钳牵拉息肉暴露基底部，显微剪从息肉的基底部剪断，注意避免切除过多的正常黏膜，宁少莫多，接下来显微杯钳稍修理切口不平复处，脑棉稍擦拭创面。部分暴露困难的病例可在内镜辅助下，显微杯钳切除息肉。手术全程尽量应用冷器械完成，以减少不必要的损伤（图25）。

[术后注意事项]

声休，控制咽喉反流，进行嗓音训练，改善发音技巧。

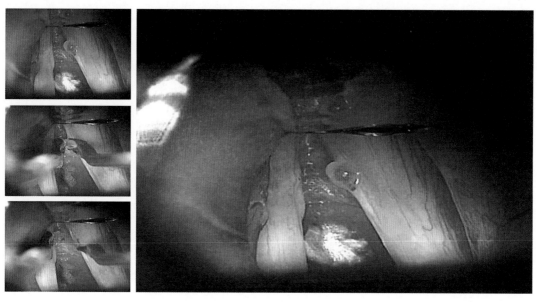

图 25　声带小息肉切除

▶ 病例 2 声带水肿

[基本情况]

男，30 岁，老师，抽烟喝酒，讲话多，有反酸嗳气。主诉：声音嘶哑1 年余。

[术前检查]

①电子喉镜检查：右侧声带表面任克间隙轻度广基水肿，双侧声带活动好，闭合欠佳。②间接喉镜检查：Ⅲ级。③马氏评分：Ⅱ级。

[临床诊断]

声带任克间隙水肿。

[手术要点]

充分暴露：根据术前评估暴露应该不太难，必要时让助手按压喉部及应用小口径管状支撑喉镜克服喉暴露困难。

精确切除：术中先行喉内镜检查病变及毗邻情况；充分暴露病变基底部，显微镜下双手操作，于声带表面中部纵行切开黏膜层，稍分离任克间隙，使水肿基质溢出（水肿严重、基质多的病例，可用显微杯钳、脑棉甚至 CO_2 激光协助清除），直至声带表面平复，脑棉稍拭擦创面，修剪切除过多的黏膜，观察黏膜缘是否对合良好，选择 8 个 0 的聚对二氧环己酮（PDS）缝线进行腔内缝合，针距约 0.2 ～ 0.3 cm。过针后，使用显微弯钳及持针器将缝针拉出喉镜，剪断线尾，保留适当长度的缝线进行腔内打结，显微镜下运用两把钳配合进行器械打结，注意保证黏膜切缘光滑平整（图 26）。

[术后注意事项]

声休，控制咽喉反流，进行嗓音训练改善发音技巧。

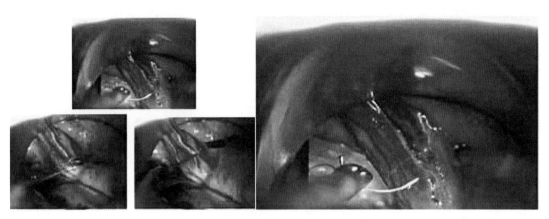

图 26　支撑喉显微镜下缝合及腔内打结

▶ 病例 3　声带囊肿

[**基本情况**]

女，30 岁，无特殊嗜好。主诉：声音嘶哑 1 年余。

[**术前检查**]

①电子喉镜检查：右侧声带表面光滑隆起，淡黄，双侧声带活动好，闭合欠佳。②间接喉镜检查：Ⅱ级。③马氏评分：Ⅱ级。

[**临床诊断**]

声带囊肿。

[**手术要点**]

充分暴露：根据术前评估暴露应该不太难，必要时让助手按压喉部及应用小口径管状支撑喉镜克服喉暴露困难。

精确切除：如果手术全程应用冷器械进行精细分离及完整剥除，可减少黏膜损伤及瘢痕形成，嗓音质量能得到最大保护，这是非常好的手术结果。但这种治疗方式对显微器械设备的配套要求比较高，对医师的手术技巧要求也非常高，需要手术医师手眼配合娴熟到位。由于囊肿囊壁菲薄，常常在分离过程中被穿破，故无法完整剥除，残留复发的情况在临床较常见。笔者建议如果先选择冷器械切开黏膜，分离囊肿周围表浅较容易分离部分，钝头无创吸管吸起囊壁暴露基底，再用 CO_2 激光采取 1 W 间断模式，将深在甚至粘连的基底部分精准分离切除，这样可以较容易地实现囊肿的完整剥离，而热损伤也能降到最小。根据黏膜缺损及切缘对合的情况，选择 8 个 0 的 PDS 缝线进行腔内缝合，避免术后声带瘢痕的产生，最大限度地保护嗓音功能（图 27）。

[**术后注意事项**]

声休。

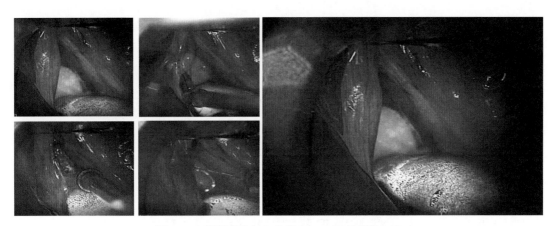

图 27 多器械融合精细化操作——声带囊肿切除

▶ 病例 4　声带白斑

[基本情况]

男，68岁，吸烟、饮酒30余年，有反酸嗳气。主诉：渐进性声音嘶哑3个月。

[术前检查]

要点：超高清电子喉镜录像结合增强薄层CT和MRI等检查，准确判断声带白斑病变分型及侵犯范围，排除恶变。Mallampati分级法结合Yamamoto分级法评判暴露的难易程度（图28）。

①电子喉镜检查：右侧声带前1/3见白色隆起，稍粗糙，内镜窄带成像术（NBI）见少许血管纹改变，双侧声带活动好，室带、后联合水肿。②反流症状指数（reflux symptom index，RSI）：15。③反流体征指数（reflux finding score，RFS）：9。④喉增强CT及MRI检查：右侧声带稍增厚，病变表浅，无明显增强。

[初步诊断]

①喉白斑（隆起型）；②反流性咽喉炎。

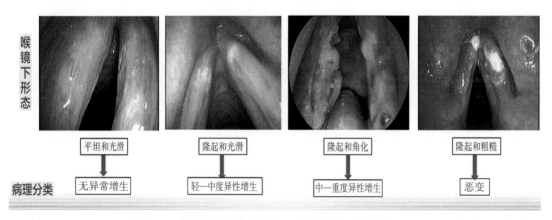

图28　声带白斑的病理结果可通过喉镜下形态学评估

[改良手术要点]

充分暴露：助手按压喉部，小口径管状支撑喉镜的配套使用和术者娴熟的技巧是克服喉暴露困难的关键。

整块剥离切除：术中先行喉内镜检查，判断病变范围及活动度；本病例为轻度隆起和光滑型，病理改变常为轻 – 中度异性增生，激光勾勒病变的边界，沿任克层的组织间隙清晰地逐步分离，剥离整片病变（图 29）。

评估标本：仔细观察及解剖病变标本，判断切缘及深度是否足够。

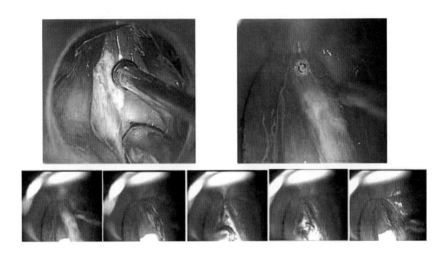

图 29　支撑喉显微镜 CO_2 激光手术——声带白斑

▶ 病例 5　前联合瘢痕粘连

[基本情况]

男，65岁，早期喉癌行喉额侧部分切除术后半年，堵管呼吸不畅，拔管困难。主诉：喉癌术后半年拔管困难。

[术前检查]

要点：超高清电子喉镜录像结合增强薄层 CT 和 MRI 等检查，准确判断喉瘢痕狭窄的部位、程度及毗邻关系，做好狭窄分型分度。

①电子喉镜检查：喉前联合部瘢痕粘连狭窄，声门裂长度约 0.6～0.8 cm，宽度 0.5 cm，喉狭窄。②喉增强 CT 及 MRI 检查：喉前联合部瘢痕粘连狭窄，厚度约 0.6 cm。声门约 0.8 cm×0.5 cm，未见异常信号组织或肿块。

[初步诊断]

喉狭窄（前联合粘连）。

[手术适应证]

适合 Cotton 分型 Ⅰ～Ⅱ型，前联合粘连为主病例，瘢痕厚度不超过 1 cm；部分Ⅲ型也可以尝试，可能要多次手术。

[手术要点]

充分暴露：助手按压喉部，利用小口径管状支撑喉镜充分暴露声带粘连部位是手术关键之一。

粘连松解：术中先行喉内镜检查，纵行切开粘连部分，在尽量保留正常黏膜的前提下，粘连部分菲薄可直接缝合，粘连部分较厚者建议挖除部分瘢痕，缩短声门上下黏膜的距离。

显微缝合成型：声门上下黏膜缘对位缝合，尽量减少甚至消灭黏膜缺失面积，重建声门。

手术相关信息如图 30 所示。

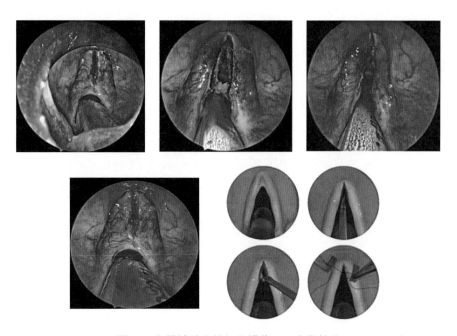

图 30　多器械融合精细化操作——声带粘连

▶ 病例 6　喉乳头状瘤

[基本情况]

男，30 岁。主诉：反复声音嘶哑 1 年。

[术前检查]

要点：超高清 NBI 电子喉镜检查有助于排查散在、微小隐匿病变，避免手术残留。

电子喉镜检查：前联合及双声带前段见乳头状桑葚状新生物，声带活动好，闭合欠佳。

[初步诊断]

复发性喉乳头状瘤。

[手术要点]

充分暴露：常用宽嘴大口径管状支撑喉镜挑起舌根会厌谷处，助手适当按压喉部，充分暴露下咽及喉各解剖部位，排查所有病变。

精巧操作：复发性喉乳头状癌广基、散在、易出血，狭小喉腔内钝头及侧孔吸管既可无创性清理烟雾、分泌物，又可轻柔便利地吸引牵拉暴露病变基底部，保证 CO_2 激光黏膜下剥离病变，这是手术操作的难点及要点之一。

完整切除：沿病变周边 1 ~ 2 mm 完整切除病变。

手术相关信息如图 31 所示。

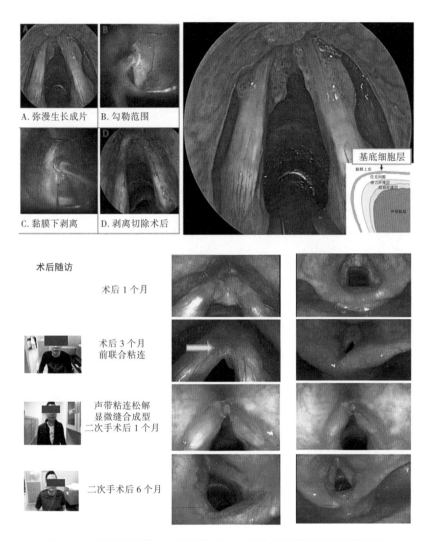

图 31 支撑喉显微镜 CO_2 激光手术——喉乳头状瘤黏膜下剥离切除

▶病例 7　双声带麻痹

[基本情况]

患者，女，50 岁，甲状腺癌手术后 2 年。主诉：反复声嘶伴呼吸困难 2 年。

[术前检查]

要点：电子喉镜检查要明确双侧声带麻痹，声门裂小于 5 mm，存在吸入性呼吸困难。双侧声带麻痹发生至少半年以上，伴呼吸困难，保守治疗无效，排查肿瘤压迫或放疗等导致可能。必要时行睡眠检查，了解夜间血氧情况。

①电子喉镜检查：双声带居中，外展受限，声门裂宽约 0.5 mm。②夜间睡眠时血氧饱和度：90% ～ 97%。

[初步诊断]

双侧声带麻痹。

[手术要点]

充分暴露：选尽量小口径的气管插管，宽嘴大口径管状支撑喉镜，调节支撑角度，适当按压喉气管，充分暴露喉门、杓状软骨区及后联合等解剖部位。

精巧操作：肿块位置深在，狭小喉腔内钝头及侧孔吸管既可无创性清理烟雾、分泌物，又可轻柔推压、吸引牵拉暴露病变基底部，保证 CO_2 激光精准切除病变，这是手术操作的难点及要点之一。

整块切除软骨：紧贴杓状软骨骨膜激光分离剔除骨头。

手术相关信息如图 32 所示。

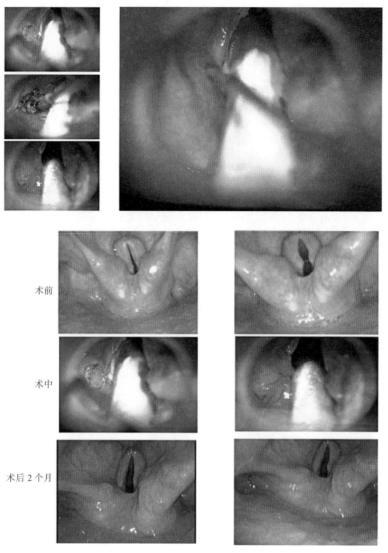

术前

术中

术后 2 个月

图 32　杓状软骨切除：激光精准切除 + 显微定向缝合 + 声门一期成形术

▶ 病例 8　喉癌：声门型、T1aN0M0

[基本情况]

男，72 岁，吸烟 40 余年。主诉：渐进性声音嘶哑 6 个月。

[术前检查]

要点：超高清 NBI 电子喉镜检查录像结合增强薄层 CT 和 MRI 等，有助于排查早期隐匿病变及准确判断肿瘤侵犯部位和范围，为术式选择提供依据；改良 Mallampati 分级法结合间接喉镜检查分级法综合预估术中病变暴露的难易程度。

①电子喉镜检查：右侧声带粗糙新生物向前联合处侵犯，双侧声带活动好，闭合欠佳。②CT 及 MRI 检查：右侧声带新生物，增强明显，考虑恶性新生物，声门旁、甲状软骨未受累。③间接喉镜：Ⅰ级。④马氏评分：Ⅱ级。

[初步诊断]

喉癌（声门型、T1aN0M0）。

[手术要点]

充分暴露：助手按压喉部，小口径管状支撑喉镜的配套使用和术者娴熟的技巧是克服喉暴露困难的关键。

整块切除：术中先行喉内镜检查，牵拉病变处黏膜观察其相对活动度，评估声韧带是否受累；激光勾勒病变切除的边界，安全切缘在 3 mm 以上；于黏膜下任克层浅层剥离，仔细观察组织间隙，将病变整块切除。

完整切除：解剖病变标本，判断切缘及基底深度是否足够。

手术相关信息如图 33 所示。

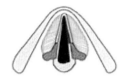

勾勒切除范围

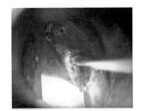

完整整块切除病变

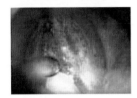

病变切除后缺损

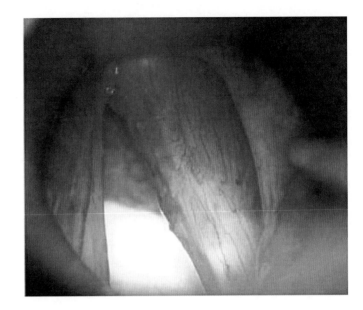

图 33 声门型喉癌 CO_2 激光手术（Ⅰ型黏膜下切除）

▶ 病例 9　喉癌：声门型、T1aN0M0 及 T2N0M0

[基本情况]

男，65 岁，吸烟 30 余年。主诉：渐进性声音嘶哑 3 个月。

[术前检查]

①电子喉镜检查：右侧声带粗糙新生物向前联合处侵犯，双侧声带活动好，闭合欠佳。② CT 及 MRI 检查：右侧声带新生物，增强明显，考虑恶性新生物，病变表浅，声带肌层未侵犯，声门旁、甲状软骨未受累。③间接喉镜：Ⅰ级。④马氏评分：Ⅱ级。

[初步诊断]

喉癌（声门型、T1aN0M0）。

[手术要点]

充分暴露：助手按压喉部，小口径管状支撑喉镜的配套使用和术者娴熟的技巧是克服喉暴露困难的关键。

整块切除：术中先行喉内镜检查，牵拉病变处黏膜观察其相对活动度，评估声韧带是否受累；激光勾勒病变切除的边界，安全切缘在 3 mm 以上；于声韧带层深面，肌肉表面剥离，仔细观察组织间隙情况，将病变整块切除。

完整切除：解剖病变标本，判断切缘及基底深度是否足够。

手术相关信息如图 34 所示。

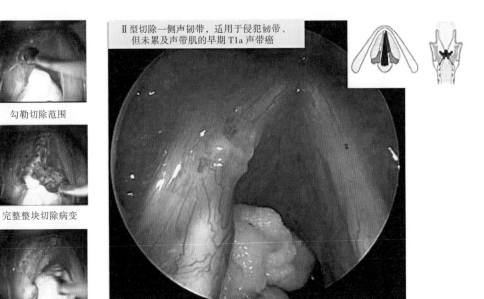

勾勒切除范围

完整整块切除病变

病变切除后缺损

图 34　声门型喉癌 CO_2 激光手术（Ⅱ型声韧带上切除）

▶ 病例 10　喉癌：声门型、T1aN0M0

[基本情况]

男，58 岁，吸烟、饮酒 25 年。主诉：渐进性声音嘶哑 6 个月。

[术前检查]

①电子喉镜检查：右侧声带中段隆起粗糙新生物，双侧声带活动好，闭合欠佳。②喉增强 CT 及 MRI 检查：右侧声带中段隆起增厚，增强明显，考虑恶性新生物，侵犯声带肌层浅层，声门旁、甲状软骨未受累。

[初步诊断]

喉鳞状细胞癌（声门型、T1aN0M0）。

[手术要点]

充分暴露：助手按压喉部，小口径管状支撑喉镜的配套使用和术者娴熟的技巧是克服喉暴露困难的关键。

整块切除：术中先行喉内镜检查；切除部分室带，充分暴露病变；激光勾勒病变的边界，安全切缘在 3 mm 以上；切除深度达声带肌层，将患侧部分声带及病变完整整块切除。

完整切除：解剖病变标本，判断切缘及基底深度是否足够。

手术相关信息如图 35 所示。

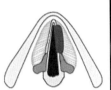

勾勒切除范围

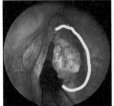

勾勒切除范围

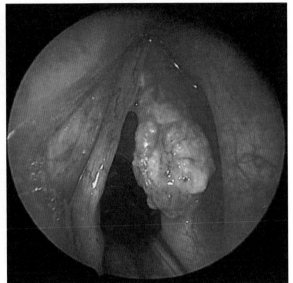

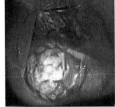

完整整块切除病变

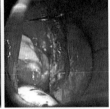

病变切除后缺损

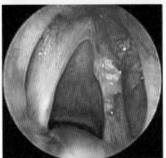

Ⅲ型声带肌肉部分切除

Ⅲ型切除一侧声韧带，适用于侵犯声带肌的早期T1a声带癌

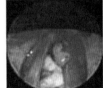
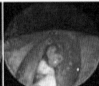
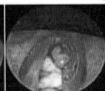
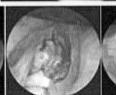
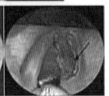

安全切缘

图 35 声门型喉癌 CO_2 激光手术（Ⅲ型声带肌部分切除）

▶病例 11　喉癌：声门型、T2N0M0

[基本情况]

男，65 岁，吸烟、饮酒 30 余年。主诉：渐进性声音嘶哑 8 个月。

[术前检查]

①电子喉镜检查：右侧声带突附近围堤样隆起溃疡，表面粗糙，双侧声带活动好，闭合欠佳。②喉增强 CT 及 MRI 检查：右侧声带突附近隆起增厚，增强明显，考虑恶性新生物，声门旁、甲状软骨未受累。

[初步诊断]

喉鳞状细胞癌（声门型、T2N0M0）。

[手术要点]

充分暴露：助手按压喉部，小口径管状支撑喉镜的配套和术者娴熟的技巧是克服喉暴露困难的关键。

整块切除：术中先行喉内镜检查；切除部分室带，充分暴露病变；激光勾勒病变的边界，安全切缘在 3 mm 以上；前联合处开始紧贴甲状软骨面分离；将患侧声带及病变完整整块切除。

完整切除：解剖病变标本，判断切缘是否足够。

手术相关信息如图 36 所示。

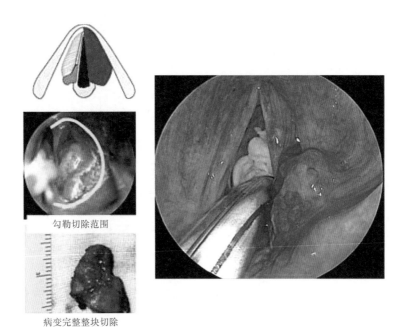

勾勒切除范围

病变完整整块切除

图 36　声门型喉癌 CO_2 激光手术（Ⅳ型声带肌全切除）

▶ 病例 12　喉癌：声门型、T3N0M0?

[基本情况]

男，75 岁，吸烟、饮酒 40 余年。主诉：渐进性声音嘶哑 6 个月。

[术前检查]

要点：超高清 NBI 电子喉镜检查录像结合增强薄层 CT 和 MRI 等检查有助于排查早期隐匿病变及准确判断肿瘤侵犯部位及范围，为术式选择提供依据；改良 Mallampati 分级法，结合间接喉镜检查分级法综合预估术中病变暴露的难易程度。

①电子喉镜检查：声门区前联合处粗糙新生物向声门下侵犯，双侧声带活动好，闭合欠佳。②CT 及 MRI 检查：声门区前联合处新生物，增强明显，考虑恶性新生物，声门旁、甲状软骨可疑受累。③间接喉镜检查：Ⅰ级。④马氏评分：Ⅱ级。⑤全身性疾病，不能耐受或接受开放性手术及放疗。

[初步诊断]

前联合受累喉癌（声门型、T3N0M0?）。

[手术要点]

充分暴露：助手按压喉部，小口径管状支撑喉镜的配套使用和术者娴熟的技巧是克服喉暴露困难的关键。

整块切除：术中先行喉内镜检查；激光勾勒病变切除的边界，安全切缘在 3 mm 以上；前联合处甲状软骨激光开窗切断；与病变一起整块切除。

完整切除：解剖病变标本，判断切缘是否足够。

手术相关信息如图 37 所示。

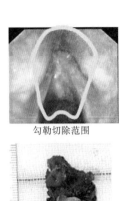

勾勒切除范围

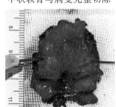

甲状软骨与病变完整切除

病变完整整块切除

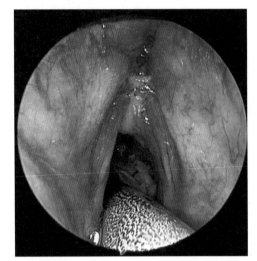

图 37　前联合受累喉癌 CO_2 激光手术（甲状软骨开窗）